探秘人体
痛是什么

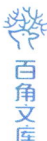

谢柏樟 著

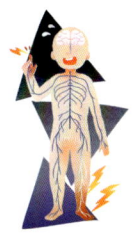

中国少年儿童新闻出版总社
中国少年儿童出版社
北京

图书在版编目（CIP）数据

痛是什么 / 谢柏樟著. -- 北京：中国少年儿童出版社，2024.1（2024.7重印）

（百角文库．探秘人体）

ISBN 978-7-5148-8416-6

Ⅰ．①痛… Ⅱ．①谢… Ⅲ．①疼痛 – 青少年读物 Ⅳ．① R441.1-49

中国国家版本馆 CIP 数据核字 (2023) 第 254048 号

TONG SHI SHENME
（百角文库）

出版发行：中国少年儿童新闻出版总社
中国少年儿童出版社

执行出版人：马兴民

丛书策划：	马兴民　缪　惟	美术编辑：	徐经纬
丛书统筹：	何强伟　李　橦	装帧设计：	徐经纬
责任编辑：	张云兵　王智慧	标识设计：	曹　凝
责任校对：	刘　颖	封面图：	晓　劼
插　　图：	晓西插画工作室	责任印务：	厉　静
社　　址：	北京市朝阳区建国门外大街丙 12 号	邮政编码：	100022
编 辑 部：	010-57526268	总 编 室：	010-57526070
发 行 部：	010-57526568	官方网址：	www.ccppg.cn

印刷：河北宝昌佳彩印刷有限公司

开本：	787mm × 1130mm　1/32	印张：	3
版次：	2024 年 1 月第 1 版	印次：	2024 年 7 月第 2 次印刷
字数：	35 千字	印数：	5001-11000 册

ISBN 978-7-5148-8416-6　　　　　　　　　　　定价：12.00 元

图书出版质量投诉电话：010-57526069　　电子邮箱：cbzlts@ccppg.com.cn

序

提供高品质的读物，服务中国少年儿童健康成长，始终是中国少年儿童出版社牢牢坚守的初心使命。当前，少年儿童的阅读环境和条件发生了重大变化。新中国成立以来，很长一个时期所存在的少年儿童"没书看""有钱买不到书"的矛盾已经彻底解决，作为出版的重要细分领域，少儿出版的种类、数量、质量得到了极大提升，每年以万计数的出版物令人目不暇接。中少人一直在思考，如何帮助少年儿童解决有限课外阅读时间里的选择烦恼？能否打造出一套对少年儿童健康成长具有基础性价值的书系？基于此，"百角文库"应运而生。

多角度，是"百角文库"的基本定位。习近平总书记在北京育英学校考察时指出，教育的根本任务是立德树人，培养德智体美劳全面发展的社会主义建设者和接班人，并强调，学生的理想信念、道德品质、知识智力、身体和心理素质等各方面的培养缺一不可。这套丛书从100种起步，涵盖文学、科普、历史、人文等内容，涉及少年儿童健康成长的全部关键领域。面向未来，这个书系还是开放的，将根据读者需求不断丰富完善内容结构。在文本的选择上，我们充分挖掘社内"沉睡的""高品质的""经过读者检验的"出版资源，保证权威性、准确性，力争高水平的出版呈现。

通识读本，是"百角文库"的主打方向。相对前沿领域，一些应知应会知识，以及建立在这个基础上的基本素养，在少年儿童成长的过程中仍然具有不可或缺的价值。这套丛书根据少年儿童的阅读习惯、认知特点、接受方式等，通俗化地讲述相关知识，不以培养"小专家""小行家"为出版追求，而是把激发少年儿童的兴趣、养成正确的思考方法作为重要目标。《畅游数学花园》《有趣的动物语言》《好大的地球》《看得懂的宇宙》……从这些图书的名字中，我们可以直接感受到这套丛书的表达主旨。我想，无论是做人、做事、做学问，这套书都会为少年儿童的成长打下坚实的底色。

中少人还有一个梦——让中国大地上每个少年儿童都能读得上、读得起优质的图书。所以，在当前激烈的市场环境下，我们依然坚持低价位。

衷心祝愿"百角文库"得到少年儿童的喜爱，成为案头必备书，也热切期盼将来会有越来越多的人说"我是读着'百角文库'长大的"。

是为序。

马兴民
2023年12月

目　录

1　先天愚型之谜

9　无望中的希望

18　你是左利，还是右利

25　人的第一次呼吸

32　唤醒植物人

40　神针与经络

51　痛是什么

57　话说"说话"

64　高血压——最大的凶犯

75　呼唤长寿

83　器官移植路漫漫

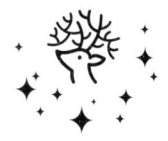

先天愚型之谜

一天,我正在广场抬头看云,突然有人撞到我身上,低头一看,不觉一怔:一个十几岁的男孩,正睁着一双迟钝的眼睛,向我咧嘴傻笑。他的头很小,脖子很短,嘴也不大,但舌头几乎塞满了整个嘴巴。我意识到,这是个病孩!我立刻弯身问他:"撞痛了吗?"他仍然傻笑着,似乎不明白我在说什么。正在这时,身旁出现了另一个人——这个孩子的妈妈,她对我说:"这个孩子太可怜,他是先天呆傻!"

母亲领着孩子走了,我的心却沉了下来,噢,这不就是先天愚型(也叫唐氏综合征)嘛!

这病让我们忧虑

先天愚型,好陌生的名字!

这病,在100多年前,医生也还弄不明白。直到1866年,一位名叫唐的英国医学家详尽研究了这个病后,告诉人们:

——孩子之所以呆傻,毛病就出在大脑皮质(大脑皮质,是脑中专管智力、行动、语言、学习和记忆的重要部位)。得了这病,大脑皮质就会变薄,用显微镜观看,里面的细胞稀稀拉拉,少得可怜;充填在那里的,净是些不中用的"胶质";而且,全脑也都萎缩变小。看到这里,你一定会叹息一声:难怪他们的智力会那么差了!

——除了脑子不行，身体别的部位也不健全，像先天性心脏病一类病症，经常伴随着他们。他们的抗病能力非常弱，长不到20岁，白血病、肺炎这些病症，就可以轻易地夺走他们的生命。他们的生命多么的脆弱！

先天愚型的根源

先天愚型，是地地道道的遗传病，婴儿带着这病来到世上，是由于染色体出了毛病。

染色体是什么？

它就长在我们人体的细胞里。在绝大多数的细胞中间，有个滚圆的小球，名叫"细胞核"，核内藏着46条短棒一样的东西，这就是"染色体"！

这46条染色体，似乎都不愿意单独过日子，构造相同的两条总喜欢并联在一起，于是就成了23对。科学家按它们个子的高矮顺序排列，还给它们一一编号：第1号、第2号……直到最末的第23号，这样就可以在日后辨认它们。每一对中的那两条染色体，一条来自父亲，另一条不用说，必然来自母亲。你别小看这些不起眼的小家伙，隐藏在它们里面的，却是成万上亿个遗传密码。无论是头发的颜色、皮肤的黑白、个子的高矮、眼睛是大是小、眼珠是蓝是黑……甚至连脑和各器官的成长、体内的各项化学变化、祖上的遗传病或畸形，一切从父母或者父母双方的祖先那里继承下来的特性，统统都包含在这23对染色体的遗传密码里。所以，在孩子身上，父母双方的特性都保存着，让人一看，觉得这孩子有些地方像他爸爸，有些地方又像他妈妈。想不到吧，这些小小的染色体，竟然有那么奇妙的能耐！

染色体既然是储存遗传密码的地方,当然来不得半点差错。稍有闪失,出生的孩子就会有缺陷。世上有3000多种遗传病,就是在染色体或密码上出的毛病,先天愚型就是其中之一。

医学家发现,先天愚型孩子的染色体多出来一条,成为47条!这多出来的染色体,还不随随便便地多,它总是固定在第21号染色体上。显然,第21号染色体决定着大脑的发育,它的失误造成了孩子无可挽回的呆傻!

先天愚型的病根找到了,医学家是不是可以交卷完事了呢?

不!科学没有终点。医学家跟着又发现了意外的情况:少数先天愚型孩子的染色体数目既不多也不少,和正常人一样是46条!这就奇怪了,难道还有别的原因不成?果然,染色体另外一种失误,还是发生在第21号染色体上。它们的"身子"断裂了,断了之后,又发生了错接——把一条染色体的断头,错接到另一条染色体的断处;而另一条的断头,又接在这条染色体上面。还有别的错接方式,这里就不细说了。这么一来,里面的密码跟着乱了套,使得这种孩子的大脑和正常孩子的大不一样。

追踪在继续

看到这里,你可能要惊讶地发问了:

第21号染色体多出一条,它从哪里来的?

那对染色体又为什么会断裂、错接?

你的问题,正是医学家所想、所找的目标。

有的医学家说,他们从先天愚型孩子母亲的卵细胞里,偶尔也能发现第21号染色体多出那么一条,于是所生孩子的染色体跟着就不正常。也有的医学家调查了不少妈妈生孩子时的年龄，发现年过40岁之后，所生的孩子之中，患先天愚型的多。医学家解释说：可能这和大龄母亲卵细胞积累了太多的伤害有关，比如服用不必要的药物，经常受到细菌和病毒的侵犯，或者长时期处在污染严重的环境里，都会引起染色体的突变，胎儿只好跟着遭殃。这些说法都是"公说公有理，婆说婆有理"，现在还不能把问题解释清楚。因为，检查病孩母亲卵细胞内染色体的数目，绝大多数都是46条，很正常；而且不少妈妈怀孕生孩子也都不晚，却偏偏生了个先天愚型的孩子，这又怎么解释呢？

再有，好端端的染色体怎么会断裂？断了之后，为什么又会接错？确确实实的原因，谁也说不上来，只有靠科学家的不断探索，才能水落石出。

其实，众多科学家研究先天愚型，不光是为了世界上不再出现这样的病孩，最重要的是要掌握遗传病发生的根源，解开遗传病的谜团，清除遗传病带给人类的痛苦。而且，这对改善或改进人类大脑和全身器官，也极有益处。

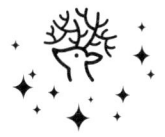

无望中的希望

人能站得直,能挺胸走路,能挑担飞跑,还能灵活地转弯,前俯后仰,这全靠我们背上的那根大梁,医学家称它"脊柱",也有人把它叫作脊椎骨,我们却喜欢叫它的小名:脊梁骨。

裹在脊梁骨中间的,还有一件重要的东西,那就是——脊髓神经。

我们说脊髓神经重要,是因为除了头部,人全身的感觉和动作,甚至连内脏的活动,全

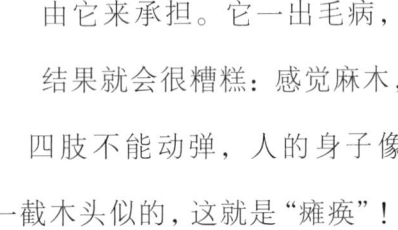

由它来承担。它一出毛病，结果就会很糟糕：感觉麻木，四肢不能动弹，人的身子像一截木头似的，这就是"瘫痪"！

医生，求您一定要治好她

几十年前，我还是一个小小的外科医生。一天，病房里收进一个农村女孩，她只有14岁。因为站在凳子上摘桃，没站稳，她从凳子上摔了下来，正巧背部硌在一块石头上。当时，她就觉得腰痛，站不起来。于是，家里人把她送来医院，事情就这么简单。可是她的伤却不那么简单了：X射线检查告诉医生，石头硌着的地方，脊

无望中的希望

梁骨被顶前移。

上级医生命令立即手术。

打开脊柱一看,脊梁骨碎了,而且向前突出很多;再看脊髓,已完全中断!

医生只好把突出的脊梁骨回归原位,可是对于已经断了的脊髓神经,只能摇头叹息,一点儿办法都没有!

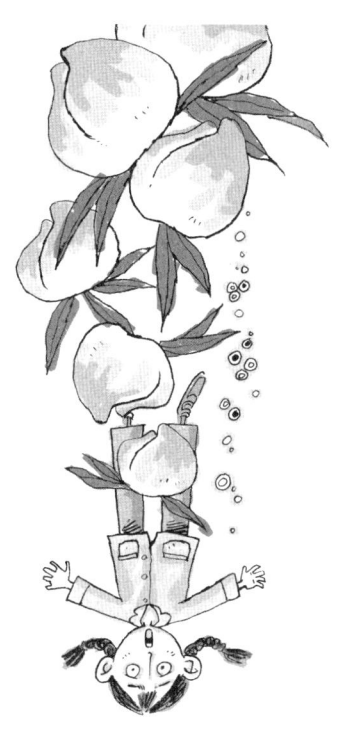

可是,直到很久以后,在我们的耳边,却还是回响着女孩母亲向我们恳切祈求的声音:"医生,求求您,一定要治好这孩子,她还太小啊!"

真的，医学还无法治愈脊髓损伤。等待这个女孩子的，只能是终身瘫痪！

为什么它们不能再生

我们的身体有不少地方，简直是不可思议！

比如，不小心用刀划破了手上的皮肤，甚至把肌肉和筋腱都弄断了。不要紧，只要把皮肤消好毒，把伤口对齐，用胶布一贴，等六七天之后,皮肤会长得蛮好！肌肉或者筋腱断了，那也不必担心，医生会帮你把它们缝合，休息一段时间，不去动它，愈合之后又可以照常活动。这些东西，都有很强的修复能力，也就是"再生"能力。

然而，我们的脑和脊髓，这些高级神经，要它们再生，真是太难了！它们的损害，不能弥补，不能长好，只能留下残疾。为什么会这样？太叫人想不通了！

是的，这个问题，早在100多年前医学家就已经注意到了，并且在动物身上进行了各种实验。那么，对这个问题，医学家是怎么说的呢？

医学家的回答

最早的研究结果令人失望。一位很有名望的医学家卡雅尔，他断言：所有哺乳动物（当然也包括人在内），如果它们的中枢神经系统（脑和脊髓神经）受到损害，将无法再生。

这让所有的医生和研究者感到绝望！

但是，30年过去之后，两位不服输的医学家刘和坎伯尔，用新的研究方法，重新研究了这个老问题，结果又给人们带来了一线希望。他们的研究，证实了这么一种看法：即使是成年人的中枢神经，只要条件合适，它仍然会重新生长！

为什么刘和坎伯尔的研究那么令人振奋？

因为他们发现了一点儿脑和脊髓神经的秘密！

为了把话说清楚，我们应该先来介绍一下神经细胞。神经细胞有好多种，不过它们的长相都差不多：都有个小不点儿的身子，它的一头顶着许多像树枝模样的小杈（叫"树突"）；另一头拖着根长尾巴（叫"轴突"）。无论是树突还是轴突，它们都是通信线路，就像家里的电话线一样。这种枝枝杈杈，都搭到邻近的神经细胞身上，或者搭在别的神经细胞枝杈上面。这样，一有什么动静，消息就会很快传来传去，真正做到"消息灵，反应快"。如果脑或脊髓受伤，伤着了神经细胞，这个神经细胞就废了,不容易再长出新细胞来。刘和坎伯尔所发现的秘密,就是关于这些树突及轴突断裂之后能不能再生的问题。

他们发现,这些枝杈断裂之后,的确能长出一些"小芽"来。可惜这些小芽,只是昙花一现,很快就消失了。为什么小芽长不大?谁是"扼杀"小芽的凶手?费了很大的工夫,医学家终于找到了原因。原来是附近的一种名叫"少突胶质"的细胞,它在见到神经细胞受伤之后,会"吐"出一种化学物质(医学家称它是"神经生长抑制因子"),这种化学物质扼杀了神经"小芽"的生长。所以高级神

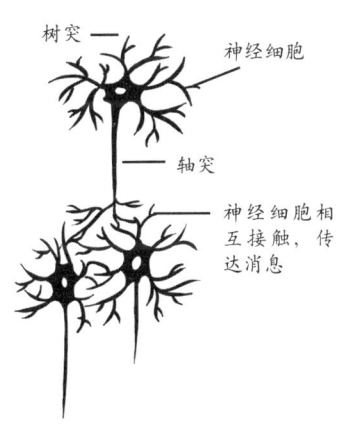

经不能再生，就是它在作怪。于是，不少医学家又花了九牛二虎之力，弄清楚了这些抑制因子的化学结构，还想方设法在受伤处把这种东西清除掉。结果怎样？小芽果然生长起来，不过，比起低级神经来，它生长得又慢，质量又不好。这使医学家想到：一定还存在别的什么原因，妨碍着这些小芽的生长。是什么呢？这个谜，还没有揭开。

不光枝杈的再生问题没有完全解决，就是要解决神经细胞胞体的再生问题，也不知还要花费多少努力呢！

希望在向我们招手

科学的道路崎岖曲折，勤勉的科学家们在这条路上奋力前行。在这些艰苦的努力中，又出现了一个令人惊奇的发现。一位名叫阿库姚的医学家，把低级神经嫁接到受损伤的高级神经旁边，随后发现低级神经上的一些细胞会"吐出"一些营养物质，帮助受损伤的高级神经获得再生能力。这似乎又给了人们一种新的希望：脑和脊髓神经即使发生了不幸，它们终有一天也会像断裂的皮肤和骨头一样，能够自己长好！

但有谁知道，这一天什么时候能到来呢？重任可能就落在你身上！

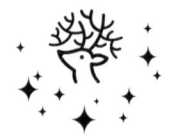

你是左利,还是右利

你依靠哪只手

我们有两只能干的手。

不管你干什么,都少不了它们的帮助。比如,你要吃饭,双手马上行动起来:右手拿起筷子,左手跟着端碗;你一低头,左手立刻把碗递到嘴边,右手动筷扒饭。用不着你吩咐,它们会干得非常出色。

可是你想过没有,要是有一天,让左手来

拿筷子吃饭，情况会怎样？不仅筷子不能活动自如，而且夹的肉丸子也会一个劲儿地从筷缝溜走。可见，要干好活儿，不是随便用哪只手都可以的。两手当中，一定有个当主角，另一个当配角。只有这样，不管粗活儿细活儿，才能拿得起放得下，一点儿也不用着急。

这个主角，就是我们的右手！不过100人之中，也有一两个人，偏偏以左手为主干活儿，"左撇子"的称呼，就是这么来的。古人对此也有类似的称呼，却文雅得多，称之为"左利"。

其实，左利或右利，都不是人类的专利。所有靠捕猎为生，或者靠爪子抓食的动物，像猫、耗子、猴子、猩猩等，它们的爪子同样有主角配角的区别。不信,你看猫捉老鼠,只要快到追上的一刹那,猫会伸出自己最得力、最灵活的那只爪子,扑向老鼠,把老鼠掀翻在地。随即当配角的另一只爪子,迎头赶上,把老鼠牢牢按住,于是老鼠就这样被逮住了。

听听科学家的说法

为什么会有左利和右利?

这要从我们幼年时期开始用手说起。

你一定看到过刚刚会坐的孩子,只要他一高兴,准会咯咯地笑,还会双手高举,不断拍打,两只手一同起一同落。等到他会走了,你用好吃的东西逗他，他一定会双手一齐上，向你要吃的，谈不上哪只手是主角，哪只手是配角。三岁到六岁的时候，左右手开始分工，不管是抓东西，还是用手戏耍，总是以一只手为主，另一只手为辅。

这是为什么？

科学家原以为那是小儿胳臂肌肉开始发育的结果，如果右胳臂长得快，那就成了右利；左胳臂有力，则成为左利。可是，实际测量结果，却否定了这一看法。一些研究大脑发育的科学家，发现孩子是左利或右利，要看哪一半大脑占优势。

我们的大脑，分左右两半，称为左大脑半球和右大脑半球。它们各有自己的看家本领：左半球主管一个人的说话，兼管手脚和身体的各种技巧动作；右半球对时间和地理位置一类的概念特别敏感，而且掌握得很得当。三岁以前，脑的发育还不完全，它们的分工不细，还管不了那么多事，所以想用手抓东西的时候，两只手就一齐上，而且摇摇晃晃，很不稳定。随着年龄的增长，大脑的内部开始出现分工。科学家发现，右利的人，右手的活动绝大多数归左半边大脑管。那么，左利的人，他的左手活动该由哪半边大脑来负责呢？

这个问题引起好些科学家的兴趣，他们从不同的角度，提出了自己的看法。

1975年，一位名叫拉司麦山的科学家，对122个左利和双利（就是两手都能写字能干活儿）的人进行测试。他的测试方法，是先让他们高举双手，然后从右边颈动脉注入镇静药，注药之后，右边大脑半球必然先被麻醉。假如左利和双利的人，负责他们左手活动的脑中枢确实在右脑的话,那么,右半边大脑一麻痹,左手必定会举不动而落下。结果,你猜怎么着,只有 15% 的人左手落了下来。后来,这位科学家又从他们左边颈动脉注入同一种药物,结果,70% 的人左手落下了。要是双侧颈动脉同时注药,有 15% 的人左手举不起来。这个测试告诉我们,左利的人,管左手的脑中枢在右大脑半球的只占 15%,有 70% 在左大脑半球(这和右利的人一样);而有 15% 的人,两边大脑都在负责左手的活动。这就是说,左利的主管脑中枢比右利要复杂。(因为这位科学家用同样的方法测试右利的人,其中有 96% 的人

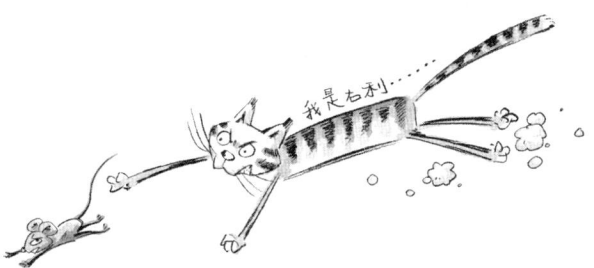

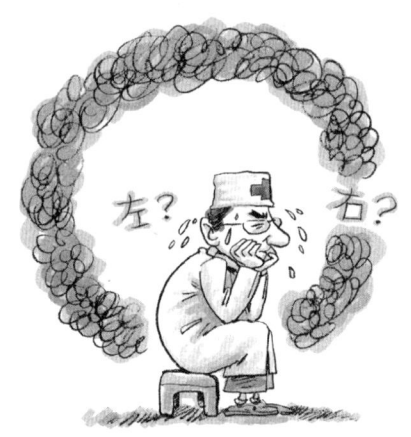

右手由左半边大脑管，只有4%的人归右大脑半球管，而两边都管的，一个也没有。)

可是，另一些科学家，从脑伤病人中，却得出另一种结论：病人左脑受伤之后，他们双手的动作会显得迟钝；要是伤在右脑，病人只有左手显得迟钝，而右手仍是那么利索可靠，一点儿也不受影响。

这么一来，把人们搞糊涂了，左利和右利到底归哪个大脑半球管？直到今天，还不太清楚！

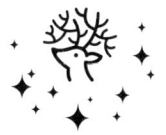

人的第一次呼吸

艰难的第一口气

我们的肺，非常忙碌。它一天到晚，总是不停地吸入新鲜空气，把空气中的氧气留下来，再把身体产生的废气（二氧化碳）呼出去。即使你睡着了，它也绝不会"躺倒不干"。

因为人体一刻也不能缺少氧气，也容不得废气存留体内。不然，身体里的所有化学变化，都非乱套不可！

可是，你知道吗？人在出生之前，肺是瘪的，里边一丁点儿空气都没有！而且肺里还灌满了"水"（医学家称之为"肺液"）。所以一到出生，麻烦就来了：

第一，必须先把肺里面的水全部弄走，不然，怎能进得了空气？

第二，还得让瘪肺张开，这就需要小婴儿自己能吸气才行。可是小婴儿又怎么知道出生了，该吸气了？这第一次呼吸究竟是怎么发生的？

"水"到哪里去了

胎儿肺里的水，少的有六七十毫升，多的足有一二百毫升，真不是个小数目！

可是孩子一出生，只要一吸气，这些水又大都不见了。它们跑到哪里去了？医学家一直在寻找这些水的去向。

有些医学家说,胎儿从原来的"住处"(妈妈的子宫)跑出去,必须经过又挤又窄的通道(产道),正因为这么一挤,才把肺里的水挤了出去,从口鼻中流走。医学家测量了挤掉的水,大约占总量的2/3。那么,余下的水又怎么办呢?

经过研究,医学家发现小婴儿第一次吸气,都很用力;吸力大,进肺里的空气就多;然后再用力呼气,把肺内小泡泡里的水往别处赶,肺的淋巴管马上把水吸走。这么几次呼吸之后,就把余下的水收拾得干干净净了!

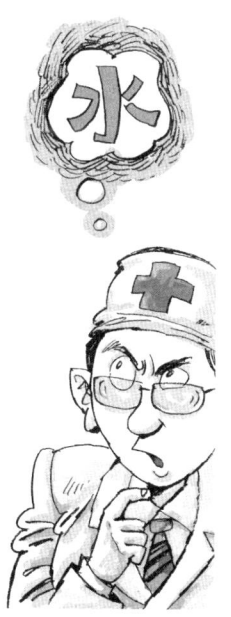

不过,这种说法,招

来另一些医学家的反对,他们说:剖宫产的婴儿,他们的身体并没有通过产道,可是肺里的水照样能很快排走。另外,靠淋巴管吸水,水少还可以,水多恐怕就不那么方便了。

直到现在,医学家还不知道婴儿肺里的水,究竟是怎么弄走的!

瘪肺是怎么张开的

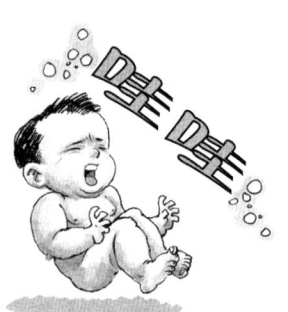

顶有意思的是第二个问题:小婴儿的肺怎么一出生就开始呼吸呢?

多数医学家认为,小婴儿从妈妈的肚子里来到这个冰凉的世界,冷的刺激唤醒了主管肺呼吸的脑神经,呼吸就这样开始了。他们用羊胎做实验,取出羊的胎儿,把它浸泡在10℃的凉水里，本来没有呼吸的胎儿，开始呼吸起来。之后，把水温一点点增加，胎儿仍有呼吸，当水温增加到40℃时，呼吸反而消失了。可见寒冷是促使胎儿开始呼吸的原因。

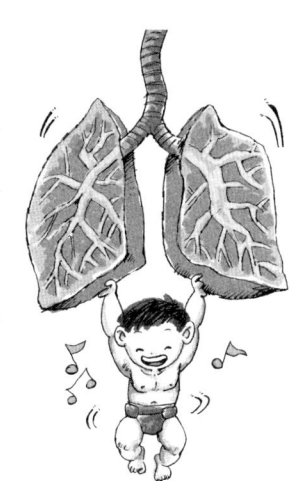

有些医学家却不同意这个说法，他们认为有些孩子生下来就不呼吸，任你用冷水怎么滴洒，婴儿就是不喘气。再有，热带地区气温有时比母体体温还高，可是小婴儿该呼吸照样呼吸，根本不管外面是冷是热。

于是又有了另外一种说法。有人说，人都有一种天生的本能：一遇到惊吓或者十分意外的事，就会不由自主地倒吸一口气。小婴儿出生，对他来说也是一种突然变化，会把婴儿吓得倒吸气，这一吸，正好成了呼吸的开始，从此就呼吸不止了。不过，爱较真儿的医学家真的去测量了婴儿的第一口吸气的力量，比平常吸气的力量大两三倍，而受惊吓时的倒吸气远没有这么大的劲儿。所以这个说法，也有点儿勉强。

另外一些医学家认为，婴儿出生后，原来靠妈妈供应的氧气没有了，可是自己的肺还没有接到开始呼吸的命令，这时，身体就缺氧，加上废气排不走，堆积在体内。这么一来，脑受到缺氧和废气双重反应的催促，也会着起急来，赶忙叫醒专管呼吸的那部分神经，于是就发命令给肺，肺也就乖乖地喘起气来。这个说法，听上去相当有理，但反对的医学家提出了这样一种责问：在胎儿时期，他们所收到的氧气本来就不多，可是这点儿氧气，对他们已经足够了。所以胎儿的脑已经习惯了低氧状态，出生后即使两三分钟不呼吸，难道还会让脑惊慌得手足无措不成？

其他说法，还有好几种。说法越多，不正是还没有找到正确说法的一种表示吗！

为什么要研究它

看到这里，也许你会奇怪：费那么大的劲儿去研究小婴儿的第一次呼吸，值得吗？

医学家说：值得，而且很值得！

因为每1000个小婴儿之中，总有一两个生下来不呼吸（医学家称之为"新生儿窒息"）。假定全世界每年出生的婴儿有5000万个，出现不呼吸的就有5万~10万人，这就不是个小数目。研究这些，正是为了找到婴儿不呼吸的原因，让来到这个世界的每个婴儿，都能正常地进行第一次呼吸！

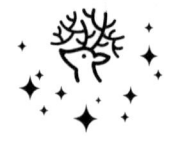

唤醒植物人

给你讲一个"唤醒"死亡生命的故事。

那是公元1732年!

苏格兰的一个小煤矿失火,浓烟从坑道滚滚涌出。一个年轻的矿工从坑道被救出时,已经停止了呼吸。一位名叫威廉·沱沙的外科医生赶紧过去按脉,脉搏已经消失,身体也已发凉……

但沱沙没有绝望,他迅速俯下身去,用嘴贴着矿工的嘴,用力向他吹气。结果吹进去

唤醒植物人 > 33

的气大都从矿工的鼻孔流失掉了。于是，沱沙医生用一只手捏住矿工的鼻子再用力吹气，这时，矿工的胸部有了起伏，心脏开始跳动。

满心喜悦的沱沙又做了其他处理。一个多小时后，这个矿工完全醒了过来，还喝了水；又过了一小时，他自己走回了家。几天之后，他上工了！

这也许是历史上最早的死亡挽救。

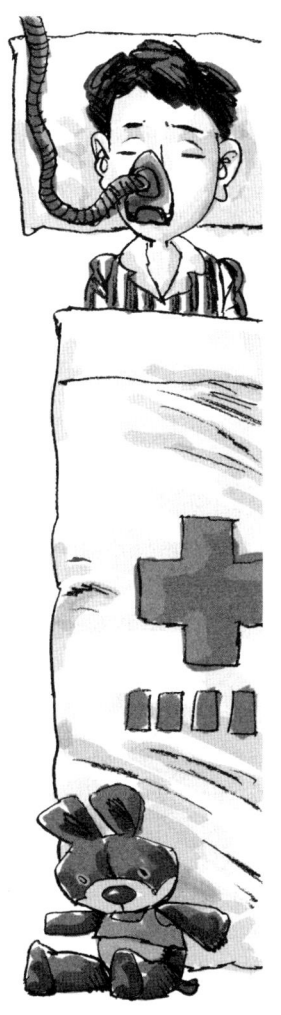

还未解决的大问题

一年又一年过去了，如今，抢救危重病人的手段和方法，远比沱沙医生那个时代可靠有效得多了。

假如呼吸完全消失，医生会立刻向病人的气管内放一管子，接上呼吸器。这个呼吸器会按照医生的命令，根据病人的呼吸需要，向病人送气，直到病人的呼吸恢复为止。

如果心脏停止跳动，医生会用手按压病人的胸腔，或者开胸直接挤压心脏，让心脏和血管里的血液受压而流动，心脏受到这些刺激，很可能自动复跳。要是心脏毫不理睬，那么，就用药物催促它，迫使它跳动。医生还有其他新办法：用电去刺激心脏，也可以使心脏恢复它的跳动能力。

从 20 世纪 80 年代起,世界上的一些发达国家,对因意外事故而造成的心跳忽然停止,抢救的成功率已达 97%,也就是说,每 100 个这样的病人中,有 97 个能抢救过来。

遗憾的是,现代医学还不能从残酷的死神怀抱中抢回我们的大脑!因为有不少人在意外事故中,变成了有心跳,有呼吸,却不会说话,不会思考,不会哭笑的植物人!

为什么挽救大脑那么难

为什么一个人的呼吸、心跳能从停止状态中恢复正常,而我们的大脑却无法挽回?

这是因为,大脑细胞非常娇嫩,它一刻也离不开氧和葡萄糖。有人计算,每分钟脑的需氧

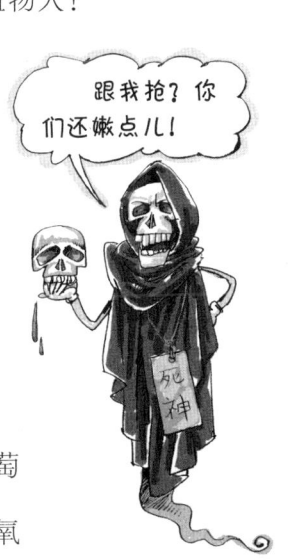

量为36毫升~45毫升,需葡萄糖量为54毫克~67.5毫克。这两样东西全要从源源不断流入的血液中汲取。心跳一停,没有鲜血供应,大约8秒~12秒钟,脑内所存的氧,就会全部耗尽。要是心脏停跳两三分钟,脑缺氧的耐受力就会达到最大限度;5分钟之后,不少脑细胞会纷纷死亡。

要是后来心跳又恢复了,是不是就没事了呢?

不,事情会更糟!

这时的毛病全出在脑血管上面,它会使劲儿地扩张。脑血管扩大了,加倍的血流会涌入脑内,结果引起了脑肿胀(称之为"脑水肿")。这一下,血液再也流不进去,脑再度陷入缺血的困境,使脑细胞的损害雪上加霜。医学家称这个现象叫"脑的再灌损害"。

脑再灌损害,成了医学家想要解决的难题。只要这个难题解决了,就等于从死神手中抢回了大脑,植物人也就有希望能醒过来。

脑再灌损害,恐怕还不单单是脑血流的减少,它还会因为脑血流的减少引起脑细胞内部的种种改变。如果能弄清这些改变,也就等于掌握了它的奥秘。

于是,不少医学家提出很多看法,希望能解决这一难题。

一种看法:认为是大量"钙"流进了脑里,损坏了脑细胞!这是因为:正常脑细胞的外面包裹着一层膜,这层膜能把钙等一些不该进入脑细胞的东西,一律拒之门外。现在,脑血液供应中断,这层细胞膜就失掉了阻挡能力,钙就大摇大摆地进了脑细胞,于是引起各种毒性物质产生,脑细胞就这样死的死、伤的伤了!

另一种看法：脑再灌发生后，脑里会产生一些化学物质，像过氧化基和游离铁，它们俩碰在一起，就结合成另一种叫"羟基"的东西。羟基是个坏家伙，它会破坏脑细胞里的蛋白质和脂类，成为加快脑细胞死亡的帮凶。

也有人提出，脑再灌的时候，脑的细小血管里会堆集血小板。血小板，是血液中的小弟弟，个头比红细胞要小得多，它的主要本领是

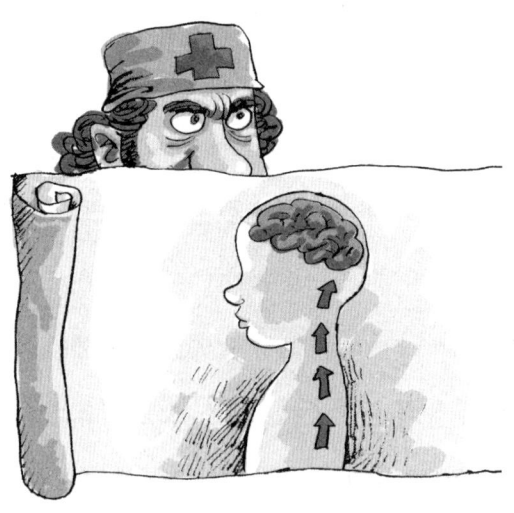

哪里有破口，就往哪里冲，把破口堵住，好减少流血。我们不小心割破了手，不久血就止住了，这功劳，主要归功于血小板。可是，在脑的再灌时刻，血小板的堆集只会坏事，因为小血管堵死了，血液再也通不过去，脑细胞得不到氧和葡萄糖，不就被活活地"饿"死了吗！

有这么些说法，说明大脑仍然被死神紧紧地拥在怀里，现在，医学家还没有能力把它抢夺回来。你能把它夺回来吗？

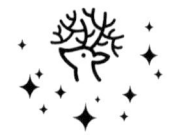

神针与经络

你见过医生给人针灸治病吗?

那些医生用小针在穴位上一扎(这叫"针刺"),或者扎针之后,在针尾巴上裹点儿灸绒,再用火点燃(这叫"灸")。这样扎上或灸上几次,病人的病就好了,痛就止了。人们赞誉它是神针!这种针灸疗法,是中国人的独创。不少洋人看了都觉得纳闷儿,总是问中国医生:"这是怎么回事?"

你信不信

针灸能治病，有人信，有人不信。

用针灸治好过病的人，当然相信；从没碰过针灸的人，可能将信将疑；至于外国人，大多数认为"不可思议"，一根小针，真有那么大的威力？

让我们来看看医学家的研究结果。

痢疾，是痢疾杆菌干的坏事。要治好它，似乎只有杀菌药才能奏效。可是，古时候的医书记载，用针灸也能医治痢疾！这把现代医学家弄糊涂了，难道小小的银针还能杀菌？他们决心看看扎针是怎么把痢疾杆菌消灭的。要看清这点不难，未扎针之前，先抽点儿痢疾病人的血，血里加入痢疾杆菌，然后把血放入暖箱。过了一定的时间，把血放在显微镜下找出白细胞，数上100个，看看它们一共能吞吃多少个痢疾杆菌。结果发现不太多。然后给这个病人扎针而不吃药，扎完针，再同样抽血，混入细菌，放置于暖箱，在显微镜下也同样数100个白细胞，观察它们一共吞吃的杆菌数目。不得了，针灸之后3小时，那些白细胞吞菌能力开始增强；一直到针灸之后12小时，吞菌能力达到高峰，要比未扎针之前足足提高了2.5倍！而且，身体的其他保卫部门，也开足马力，增强了它们的杀菌能力。现代医学家这才明白：针虽扎在身体表面，血管里的全身"卫士"（也就是免疫系统）却来了劲儿，能大口大口地吞下病菌！这不正是针灸所显示的威力吗？

得了胃溃疡，只要胃一感到不适，马上会紧紧收缩，人就觉得胃痛，而且痛得难以忍受。这时，把胃痛的人放在 X 线透视机下，就能清清楚楚地见到胃在强力紧缩的样子。如果医生在相关穴位扎上针，不出几分钟，透视机下就可以看到紧缩的胃在一点点放松，直至完全松弛下来，胃痛也就随之消失。似乎胃也在乖乖地听从小针的治疗。

让我们再来看看针灸调理身体的另一个例子：大肠，是储存食物残渣的地方，那里杂居着大量细菌，其中顶有名的是肠内球菌和大肠杆菌。在平时，它们老老实实，对人有益无害。但是肠道稍有不适，这些细菌马上会不客气地大批生长，这些细菌过多了，就要没完没了地发酵，于是在大肠内产生过多的气体和臭味，人就觉得肚胀难受。针灸,却能使这些细菌的数目大大减少,不让它们过分增生。针灸又能使本来不太多的乳酸菌渐渐增多起来。这一多一少,最终使大肠内的气体少了,臭味也淡了。更奇怪的是,粪便中的一些有毒物质,跟着也减少了。你看,小针有多厉害!

这样的例子还有不少。但有一点值得说一下。比如,你想让偷懒的胃肠加把劲儿,增强点儿活力,是不是随便找个身上的部位去扎针就会奏效呢?这样做,胃肠根本不会理睬你。必须把针扎在特定的位置,也就是中医说的"穴位"上面,像中脘、胃俞、足三里一类穴位;而且小针不能插入皮肤就完事,还得捻动或者通电去刺激。只有穴位对头,捻动得法,胃肠或者其他脏器才肯听话。不然,它们会纹丝不动,懒得理你!

看到这里，你还能不信吗？

奇妙的治病方法

针灸，是门古老的医学。在我们祖先还不会造铁的时候，就会用磨尖或者磨成带棱角的小石片来排脓放血，所以称它为"砭石"。后来我们的祖先能炼铜了，于是就制成了铜针；进入春秋战国时代，铁制的针开始出现。以后，这些小针越制越精，甚至还有银制的"金针"。这些东西，已经在发掘的古墓中找到，和古书上记载的一模一样。

古人不仅用针灸治病，还告诉我们针灸治病的道理。这套道理很重要，这就是有名的"经络学说"。

经，就是路；络，就是网。合起来的意思，就是人体内部，有许许多多微细的小道，互相连接,像网一样布满全身(这就是"络")。在身体表面,分布着12条线路,各有各的起点和终点(这就是"经脉"),很像大城市里的公共汽车线路网。这些经脉和身体里的五脏六腑、四肢百骸彼此通连。每条经脉也像公共汽车线路一样有好些"站",不过古人给它起的名字叫作"穴位"。

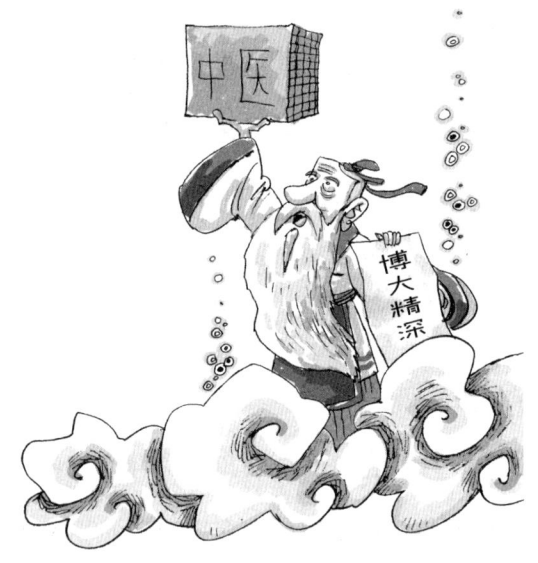

那么，人为什么会有这些经络？

古人说，这么多的通道，全是为了让身体里的"气"和"血"能周流全身，这样，生命才能维持。古人又说，人的患病和疼痛，都是因为这些通道被堵、不通的缘故。所以古人有句名言，叫作"不通则痛"。接着，古人提出了他们的主张：你想治病止痛，那很简单，只要把堵塞的通道重新挖通，病痛就会痊愈，叫作"通则不痛"。

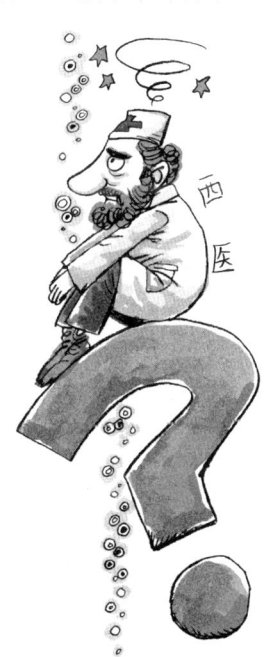

可是，有个问题，大家一定会问：经络看不见，摸不着，谁知道它堵了没有，堵在哪条道上？即使知道了，总不能拿着锄头铁锹

去挖呀!

古人早就想到了这个问题,他们说:人生病,必然会有症状。有了症状,这就是在告诉我们,这些通道发生了"堵塞"。病痛不同,症状也不一样。根据不同的症状,就能判断哪些通道被堵了。因为不同的内脏,有专线和身体表面的大通道(经脉)相连,只要在穴位上用针去刺或者用艾去灸,那些通道就会把针灸的作用传到有病痛的地方,于是堵塞被打通,病痛也就消失了。这就是针灸能治病痛的道理。

我们的祖先想得真妙!

难题来了

古人可以这么说,可是作为医学科学,不是道理上讲得通就行的,必须拿出真凭实据。

也就是说,你得拿出经络来,给人看,或者用别的方法证明经络的存在。因为科学必须实实在在,不能有半点儿虚假。

古人所根据的是扎针之后的感觉。

一针扎在穴位上,往往使人产生又酸又麻又胀的感觉(这就叫"得气")。有意思的是,这种感觉会沿着一定的走向,向上或向下扩散,把这些扩散的线路连接起来,就成了一条线,这条线就是一条经脉。我们全身的正式经脉一共有12条。

于是,现代医学家按照古人的说法,想要找到这些得气连成的线路,可是测试了将近上万人,结果在100人里面,只有15人~20人出现了这种经脉,大多数人却测不出来。这些医学家不光凭人的感觉,还使用现代科技的方法进行了测定,结果也不乐观。还有些专家,把尸体放在显微镜下去观察,寻找那些经络,可就是找不到经络的踪迹!

我国的针灸疗法,已传播到世界各地。世界卫生组织在1980年列出43种疾病,推荐各国采用针刺方法去治疗。实际上,我国针灸学家经过大量病人的实际应用,认为有300种疾病,用针刺治疗有效。它的治病道理,却又说不清楚。古人的经络之说,现代人在目前又无法做出有力的证实。针灸与经络的治病原理,成了目前的一大难题!这个难题解决了,针灸疗法才能得到更好的应用和发展。

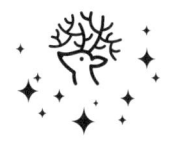

痛是什么

痛是身体在向你亮起红灯

1931年,一位名叫地尔·邦的医生,向大家报告了一个奇特的孩子:无论你用针刺、火烫这个孩子身体的任何地方,他竟一丝一毫也感觉不到疼痛!

这是个奇闻,引起了医学界的极大兴趣!因为"不痛"或者"无痛",正是人们求之不得的好事。如果这个世界没有疼痛,普天之下不就多了一份欢乐了吗？

可是，一看到这个孩子，医生们又皱起了眉头："哎呀，他怎么会弄得满身是伤呢！"

因为这孩子不知道痛，所以他敢把手伸向通红的炉火；别的孩子看见石头掉下来会很快躲开，他却不怕，任石头砸他的脚。可是，最终他却被普普通通的阑尾炎夺走了生命！

正常的孩子阑尾发炎会痛得哇哇直叫。医生检查时，看准阑尾的地方，用手一按，再一抬手，准能引起疼痛。医生可以很快得出初步结果：阑尾炎，而且还能正确判断阑尾炎的轻重，很少出现诊断错误。

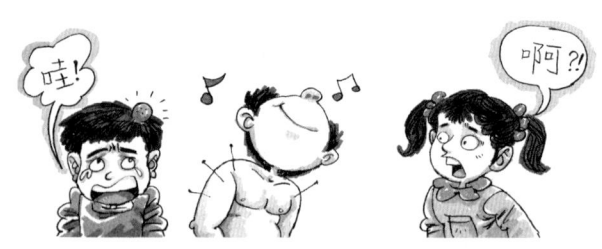

可是,这个无痛的孩子,情况完全两样。他一点儿痛感也没有,所以他照样上学,照样蹦跳,肚子里面的阑尾却越烂越大,终于阑尾穿孔了,满肚是脓。然而,直到这时他还毫无痛觉。等到他病重倒下,送到医院时,医生费了好大的劲儿,才诊断出了病症。可是,为时已晚!

于是,医生对痛改变了看法,认为人体需要疼痛。痛能让人知道何处有伤,何处有病。医生可以从痛得到信息,就像火车司机看到红灯信号后,知道前方有险情一样。所以,痛是人体的报警功臣!

痛,到现在仍然是个谜

我们的皮肤,看上去平平常常,可是,埋在那里的管道,却密如蛛网。单就负责感觉的神经而言，就分好几种，有的专管冷热，有的专管各种各样的刺激，再有一些就只管痛。

管痛的神经，如果受到刺激，它们就会发出电信号，沿着神经通路直达背部那根脊梁骨里面的脊髓神经；信号继续沿脊髓上传入脑，脑里有它们的专线，经过层层传递，到达终点站——大脑皮层。大脑皮层不光感觉到痛，而且还能分辨出痛在哪里，怎么个痛法和痛的轻重。

可以说，有人类就有痛，痛的存在和人类一样古老。不过，如果你要问研究疼痛的专家，痛究竟是什么，他们的回答都是一样：还不太清楚！

大家知道，冷热可以用温度计测量。疼痛却没有一种仪器能精确测出。这就使医生无法判断一个人的疼痛程度，所以医生用药，就感到为难，只能凭经验，怎么能准确无误呢！

有些人的手或脚被汽车或机器碾碎了，医生不得不把他们的手或脚锯掉。残废的手脚切除之后，应该说已消除了疼痛来源，不该再有痛觉了，事实上，有些人还是觉得痛，而且痛得厉害。医生称这种现象为"幻肢痛"。这个痛是哪里来的？直到今天，科学家仍然找不到答案。

人体受伤的地方多半会痛。可是，你看那些与歹徒搏斗的英雄们，身受多处刀伤，仍然不觉得痛，照样奋不顾身，直到被送入医院，才感到伤处的剧痛。这个现象，正好和上面说的幻肢痛相反。幻肢痛是无伤害性刺激却有痛，而英雄们有伤而不痛。为什么有这些现象，脑和神经内部究竟起着什么变化，现在还不清楚。

还有,痛从神经传到脑,脑又是怎样产生痛觉的呢?痛分好些种:隐痛、跳痛、火烧样热辣辣的痛、刀割样或针刺样痛。有些痛位置明确,有些痛却广泛一片,连痛者自己都感觉不到真正的痛点。有些奇特的痛,你用手碰其他地方都没有感觉,但只要碰到特定的一点,痛就马上发作起来(医生称这是"扳机点",像枪上的扳机一样,一扳动,子弹就射了出去,痛就开始)。所有这些疼痛,又各归哪一部分脑子在管着呢?是什么缘故,让人产生这些千差万别的疼痛呢?

假如有人能弄清这些问题,就能明白疼痛发生的道理,消除疼痛也就为期不远了。

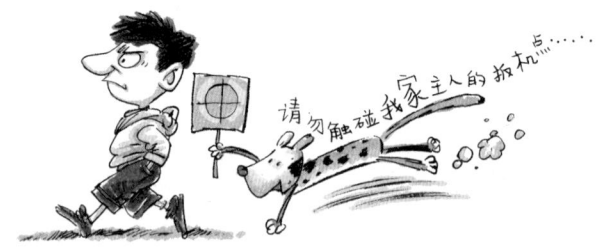

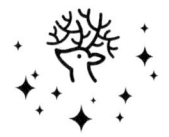

话说"说话"

病房里住着两个奇怪的病人。

他们不是哑巴,不痴也不傻,就是不会说话。

是不是他们从来就不会说话?

不,这是最近才出现的病症。

第一个病人是位老先生。他能听懂别人的话,看懂别人写的字,却不会说话,也不能用写字来表达自己的意思。他只能像个一两岁的孩子,发简单的音,连一个完整的句子都说不出来。第二个病人是个小伙子。他原先能说又能写,现在是既听不懂别人的话,也看不懂别人写的字,只会呆呆地看着你。

医生说他们的管说话的脑子,也就是称为"语言中枢"的地方出了毛病。

噢,原来是这样!

语言,究竟归谁管

很久以前,人们就知道人的大脑分为两半,但功能没有什么两样。直到后来有位科学家提出:人的说话,只由半边大脑控制。可是这话在当时并没有引起人们的注意。

这样过了30多年,一位法国医生,遇到了几个脑子有病、不会说话的病人。病人去世后，这位医生打开病人的脑子检查，发现毛病出在左半边大脑。不久，又有位医生证实了这一点。于是大家认为左半边大脑有"语言中枢"。左半边大脑有病或者受伤的人，主管说话的部位受到破坏，他们就不会说话了。我们上面提到的那两位病人，也正是左半边大脑有病。

那么，两位病人的症状为什么不相同呢？这是因为病变的部位虽然都在左半边大脑，但具体位置并不相同的缘故。

在这之后，不少医学家对这个问题进行了研究。他们越来越多地发现，右半边大脑的损害，也可以引起病人不能说话（医生称之为"失语"），只不过左半边大脑损害引起的失语多,右半边大脑损害引起的失语少(大约要少一半的样子)。

医学家原来以为人的语言中枢在左半边大脑,右半边大脑不管人的说话。医学家还给这半边大脑起了个绰号:沉默的右半边大脑。没想到,右半边大脑实际上也不全都是沉默的"哑巴"。这下把医学家弄糊涂了。

细心的医学家还发现,用右手写字、拿筷子的人,他们的语言中枢,多半在左半边大脑;而左撇子的语言中枢,往往在右半边大脑。这一来,又给医学家增加了新的难题:为什么左利和右利,又与语言中枢的位置发生了关系?这中间究竟存在什么奥秘?

弄不明白的问题

1935年,有一位神经外科医生,报道了一个女性病人的情况，引起了大家的注意。这是位47岁的中年妇女，她是右利，脑的左半边大脑皮层得了病。医生把她的左半边大脑皮层切掉了。手术前，她不会说话，照理切掉左半边大脑，她应该仍旧不会说话。可是出乎意料的是，等她从麻醉中醒来，问她一些话，她马上能用简单的一个字来回答，还说得相当清楚。而且，后来会说的话还一点点在增多。不幸的是，她在手术三周后就死了。不然，她的语言恢复可能会相当惊人。

这是什么原因？

显然，是她的右半边大脑在起作用。是不是失掉了左半边大脑的语言中枢之后，右半边大脑就会慢慢地建立起管理语言的功能？当然，这只是猜想。究竟是谁在主管"说话"这件事？具体的位置又在哪里？科学家还不清楚。

再有一点，也很有意思。同时也让医学家觉得非常纳闷儿：一个人要学两种语言，那么，大脑又是怎样安排的呢？是两种语言全由一半大脑管，还是各管一种语言？有位科学家就这个问题，对说希伯来语的孩子进行了研究。这些孩子的母语是希伯来语，它由左半边大脑在管理。到二年级学英语时，却由右半边大脑在主管；到了四年级，英语已学习两年之后，这个主管部门却又从右半边大脑转到了左半边大脑。

于是，科学家认为，学习第二种语言时，大脑会让右半边先来承担，等到学习入了门，又会转变过来，全归原来的语言中枢来管。大脑似乎在做着巧妙的安排：开始时不让左半边大脑既负担母语的学习，又承担第二种语言的学习，这样会使左半边大脑太累，把两种语言弄混了，所以把任务先交给了另一侧大脑。这种推想没有一点儿科学依据，只是猜测而已。

这又是一个眼前无法弄清的难题。

人类说话的历史已有几万年了，可是对它的了解、研究还只是刚刚起步，好些问题还没有答案。

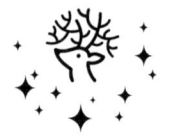

高血压——最大的凶犯

假如你生活在16世纪的欧洲,一定会听到当时正在流行的一个新名词——搏动压。

搏动压,就是现在说的"血压"。心脏每次跳动,会把灌满在心脏里的血液挤压出去,使血液能在血管内环流不息,这股力量就是搏动压或血压。

那个年代,尽管有人提出了搏动压,却没有一个人想去测量它。直到18世纪,一位英国牧师兼生理学家斯蒂芬·黑尔斯,动了实际测量血压的念头。他把家中一匹白马按倒在地，四肢捆得结结实实。另外再用一段鹅的气管，连接好一根铜管和一根约2.7米高的直立玻璃管。然后，割开马脖子上那根粗大的动脉，插入铜管的另一端。就在铜管插入的一瞬间，一股殷红的鲜血在玻璃管内迅猛上蹿，最后稳定在玻璃管的约2.5米处，一跳一跳地搏动。

这就是血压测量的开始，一个了不起的开始！于是，黑尔斯告诉人们，马有血压，其大小相当于2.5米玻璃柱。他的这一实验，给人一个启示：必定能有办法测到人自己的血压。（当然不能像测马血压那样。）这个想法，经过不少医学家的努力，终于在19世纪得以实现，那就是现在你能经常见到的水银柱血压计。

人体血压测量方法发明之后，意想不到

的事情发生了：一种从不了解的病症被揭露出来，那就是高血压病。所以，工具的创制，有时会推动科学走向新的领域。

最具威胁的疾病

人人都有血压，不过，血压一天到晚都在变。比如，你睡着了，血压就慢慢低下来。第二天天一亮，你睁开眼，起身，穿衣，上学，这个血压跟着一点点上升，等到上体育课，你跟同学赛跑，这时血压会猛地一下往上蹿……血压在不停地变。为什么它要那么忙碌？因为，人的一举一动，身体需要的能量都不一样。需要的能量少，血液循环尽可以慢吞吞地来，心跳也不必太急促、太用劲儿，所以血压不用太高就能满足需要。可是当人处在竞赛，使劲儿出力或者着急发火一类的紧要关头，身体需要的能量大大增加，心脏不得不跳得又快又有劲儿，血压当然要往上升。尽管血压有升有降，只要人一安静下来，它总会保持在正常水平，不会居高不下，也不会只低不高。这是正常人的情况。

如果是得了高血压的病人，那就是另外一副样子了。这病初期时，平时血压还算正常，可是一遇紧要关头，却来了劲儿，它要比正常

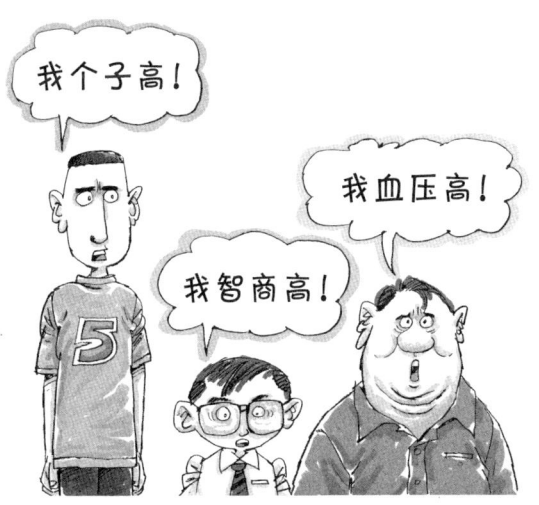

人的高出许多。之后，毛病加重，除了睡觉时血压略有下降之外，日常时间，血压总是高得厉害。要是遇到兴奋激动，或者紧张烦心，更是高得可怕！光是血压升高，倒也罢了，最要命的是，高血压还能偷偷地损坏我们的脏器。

——它能引起冠心病，让心脏无力推动血液周游全身。

——脑会受不了这么高的血流压力，轻一点儿的使人发生脑缺血；重的就会发生中风偏瘫。

——全身动脉血管因长期的高压，本来柔软、有弹性的血管壁，变得窄小而缺少弹性。结果，动脉不是堵塞，就是出现容易破裂的动脉瘤。

——肾脏，也是高血压的直接受害者，它能使肾脏失掉工作能力。

高血压——最大的凶犯

所有这些危害的最终结果,是夺走人的生命!

说它最具威胁,一点儿也不冤枉。它危害最广,全世界每5至10人中间,就有一人是高血压患者。而且每年死于高血压引起的各种疾病的人数在死亡人数中的比例是最高的。凭这两点,就能认定高血压是损毁人类健康的首要凶犯。

难以找到的病根

高血压的病根有两种,一种好找,另一种不好找。100个高血压病人之中,只有几个人的高血压是由肾脏病、血管病或者内分泌病、脑内伤病引起的,这样的病因好找、清楚;余下90多名高血压病人的病因,却怎么找也找不到,医生称这种高血压为"原发性高血压"

（"原发"这俩字的意思，就是身体自己长出来的病，原因找不到）。多少年来，全世界许多有经验的医生一直在苦苦寻觅，有的医学家还在动物身上搞实验，可就是发现不了原发性高血压的病根在哪里。

有人说，原发性高血压和遗传有关。究竟人的什么地方出了毛病，这高血压病才能传给下一代呢？有些医学家认为，毛病就出在细胞膜上。细胞膜，就是裹在每个细胞外面的一层薄膜。你可不能小看它，它是给细胞把关的，什么东西能进入细胞，什么东西不能进，全凭这层薄膜说了算。如果它出了故障，细胞内进钙太多，这就糟了。特别是那些动脉血管壁上的细胞，钙多了，容易兴奋，于是动脉血管老是收缩着。血管一收缩就变细，血流当然要减少，血压必然要升高。（它的道理，后面还要提到。)如果把细胞膜上的故障传给下一代,下一代也就传上了高血压基因。话虽说得有理有据,但高血压病人的子女,不见得个个都是高血压患者。或者,即使得了高血压病,也不见得个个都是血管细胞膜的问题。而且,什么样的孩子会得,什么样的孩子不得,谁也弄不清楚。

有人说得更特别:盐,是高血压的罪魁祸首。主张这个说法的人,也是通过不少调查、实验和研究得出的结论。比如,日本的本土居民喜欢咸食,高血压患者就多;相反,居住在阿拉斯加的因纽特人,他们的食物中很少放盐,几乎不得高血压病。此外,无论是动物还是人,得了高血压病之后,它们的肾动脉血管里都含有不少钠(盐的主要成分),比起血压正常的人或动物要高出许多。其次,身体里含盐多了，水跟着增多，血液也就会多了起来，血压自然要升高。那么，把盐忌了，一点儿盐也不吃，升高的血压会不会就降低了呢？可惜不会！只有少数高血压病人的血压有点儿下降，多数病人血压仍然升高。可见，吃盐的多少和高血压病没有必然联系。

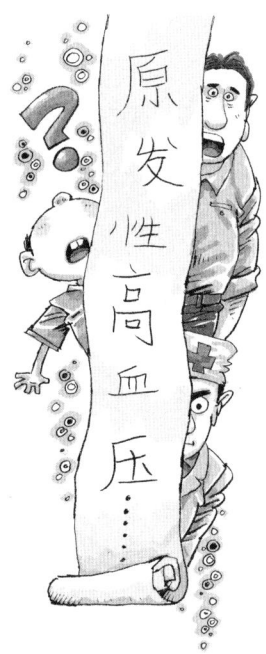

另外一些研究原发性高血压的专家主张，精神太紧张才是患高血压的原因。大脑中的最高级指挥部门（就是大脑皮质或皮层），有两大本领：兴奋和抑制。仗着这两手儿，大脑就能使全身各个器官工作得井井有条，不会乱套。

假如一个人时常紧张，或者遇到一点儿小事就急得要命，这时，大脑皮层当然无法安静下来，只好不停地兴奋。脑子里的兴奋超过抑制，于是，大脑皮层所领导的下级脑中枢也只好跟着一起兴奋。别的下级脑中枢兴奋还不太要紧，唯有"血管舒缩中枢"（专管全身血管放松和收缩的部门）的兴奋最要命。因为它一兴奋，全身的血管都要紧紧收缩；如果它抑制，那些血管就会松开。全身血管（特别是动脉血管，尤其是小动脉血管）都收缩变细了，血液自然流过得少。但是，身体各个部位的需血量是一

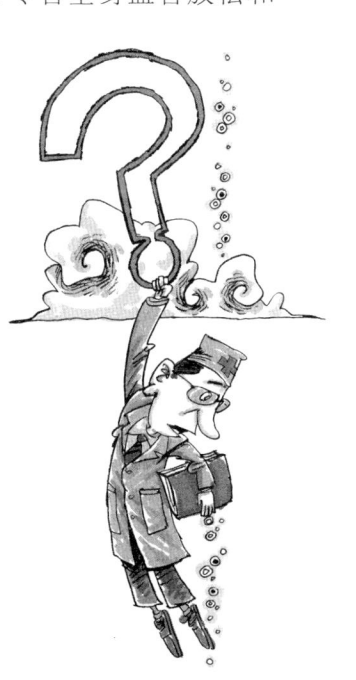

定的，到不了这个数量，各个部位的养料就不够，废物也运不走。这样一来，身体不就坏事了吗？这时，心脏就会站出来，尽力补救这个局面：它加大收缩力，让血流带着比较高的压力，快速通过变细了的动脉血管。这样，血流量不足的问题算是解决了，可是却招来了烦人的高血压！这个说法当然没错。但偏偏有人提出了这么个问题："你说精神紧张会犯高血压，那么，居住在深山老林里，过着平静生活的居民，为什么照样得高血压？"这一问，又问得人哑口无言！

其他说法，当然还有，似乎都有合理的一面，也有讲不通的一面。所以，要弄清高血压的真正病根，还要付出艰苦的努力。只有把病根找到，才能对症下药，把高血压这个顽敌从人身上彻底消除！

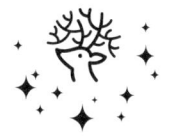

呼唤长寿

如果我问你:世界上哪种动物最长寿?

你一定会举出乌龟、大象什么的。

这你就说错了。因为北极岛上有一种海蛤,它能活到四五百岁。

一位研究长寿的科学家曾经说过:"你可以经常遇到年老的人,却难得见到衰老的动物。"这话的意思是:因为野生动物活得太艰辛了,它们到了没有力气的时候,不是饿死,就是被别的野兽吃掉,所以很难见到能够平平安安活下来的老年动物。

我们人类就好得多了。因为人类是有组织、受保护的高级动物，社会越是进步，人的寿命就会越长。

据科学家们推算，人类应该可以活到100岁~175岁！

人为什么还不能长寿

可是，人的实际寿命却没有这么长！

从古人遗留下来的骨头推算：12000年前，人的平均寿命只有15岁；到了2000年前，寿命延长了5岁，能活到20岁；200年前，延长到40岁；100年前，平均寿命到了50岁；20世纪末一跃而达到70岁。经历了1万多年漫长的岁月，人类仍然没有活到可以到达的寿命。

为什么会这样？

这有好些原因：古时候的人用原始的方法种庄稼、捕猎、打鱼，很难填饱肚子；加上疫病流行，天灾人祸，所以死伤的多，能活下来的少。就是到了科学发达的今天，在有些国家，这种艰辛还能见到。只有一部分国家，包括我们的祖国，才做到了不断提高人们的生活水平和健康水平，人的平均寿命有了很大提高。

垷在我们的平均寿命是70多岁，离100岁或175岁，至少还差30岁，为什么还有那么大的差距？

这正是科学家所要研究的问题。他们认为：

人的衰老，是长寿的敌人。只有消除衰老，人才会延长寿命。

200多种说法

细心的科学家早已发现，人体的强健有力，其实有它的年龄限度：比如，全身肌肉显得最有力、全身动作配合得最出色的年龄，是在19岁~20岁；而全身最能发挥它耐力的年龄是20岁~30岁。一般人年过25岁以后，身体力量逐渐减弱。49岁~59岁是"老年前期"，到了60岁，衰老就开始了。

人为什么会衰老？从古到今，很多有智慧的哲人、科学家和医学家一直在研究它，但说法各不相同。如果把这些说法收集起来，有200多种。可是，目前还没有找到一种能真正有效地赶走衰老的方法，使人活到百岁以上！

有一位专门研究人体细胞生长的科学家，把人肺内的一种细胞提取出来，用人工的方法一代一代地繁殖，看看它究竟能繁殖到第几代。结果在第50代左右，这些细胞就渐渐地衰老死亡了。这位科学家告诉我们：人体里的细胞生长繁殖，都有它们的时间安排，而这些时间安排是受细胞体内特殊遗传物质（基因）控制的。科学家们推想，这些基因应该有两类：一类叫作"老化基因"，另一类叫作"死亡基因"。如果能想办法，使这类基因发生"突然变化"，那么细胞就不会老化、死亡，细胞就能不断地繁殖生长，人的身体也就会长生不老了！

有人认为，人体要想保持不老，必须要在体内不断地制造出新鲜的蛋白质来。但在制造过程中，难免不发生差错，造出的蛋白质难免也有"伪劣产品"。伪劣蛋白质多了，人体的活动能力就要丧失。结果，人就只好走向衰老。

正常人体体内，存在数量不少的一种特殊化学物质，叫作"自由基"。这自由基是害群之马。它的活动能力还挺大，专门找蛋白质、脂肪一类的东西捣乱，使它们的细胞伤的伤、死的死。幸好，身体健康的时候，人体有不少能对付自由基的东西，使自由基不敢胡作非为。可是，随着年龄的增长，这些自由基越来越多，本来能克制它们的一些东西又越来越少，结果，人体就开始衰退，越来越不中用。这就是所谓的"自由基"学说。

一位科学家从正常小老鼠的淋巴结里，抽出一些成熟的淋巴细胞，注射到另一只小老鼠身上。没想到注入之后，本来只能活五个月就衰老的小老鼠，却延长了寿命。淋巴细胞是有名的人体卫士，能消灭侵入人体的有害物质。

这位科学家的实验告诉我们,加强人体的防卫力量,也能对抗衰老。不过,这些淋巴细胞,在人体到达老年之后,它本身也会发生变化,昏头昏脑地做出些错事来:它和一些蛋白质联在一起,变成一种非常特别的蛋白(叫"抗原"),让身体里的一些保卫部门错以为敌人来了,制造出对付它的化学物质(叫"抗体")。抗原和抗体,是一对仇人,两种东西往往纠成一团,变成"免疫复合物"。这又给老年人添了不少新病。所以,淋巴一类的细胞,既有功,也有过,科学家真拿它没办法!

还有些科学家

认为，不能小看人体细胞外面那层薄薄的膜，别以为它只是起包裹作用的无用之物。因为它不仅能把细胞所需要的东西送进细胞，而且药物和从神经传来的消息，也全靠膜上各种各样的"接受体"去接受它，才能发挥作用。有的细胞膜上，还具有各种特殊的化学物质，像"酶"能引发多种化学作用，等等。可以说，没有膜，细胞很难生存。制成细胞膜的原料有好几种，其中半数以上是一种称为磷脂的化学物质。可是这种磷脂非常容易被氧化，使细胞膜原有的功能发生变化，细胞因此也就很快衰老或发生病变。

究竟人为什么会衰老，为什么达不到应有的寿命，还需要人们不断去研究和探索。

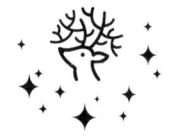

器官移植路漫漫

2000多年前,我国的战国时期,有个非常了不起的医生,名叫扁鹊。他经常在各地跑来跑去,治病救人。

一天,他遇到两个病人:一个是鲁国人,名叫公扈,另一个是赵国人,名叫齐婴。扁鹊给两人看病之后,想了半天,对他们说:"你们的病,都病在心里,你的心里多了一点儿东西,他的心里却少了这东西。如果把你们的心对换一下,你们的病都能治好。你们愿意吗?"

两人当然愿意。

扁鹊就给他们喝了一种药性很猛的酒。不久，这两人都昏睡了过去。于是扁鹊挽起袖子，用手术刀剖开两人的胸膛，取出心来，互换之后，再把胸部刀口缝合。手术整整花了三天三夜的时间。

手术完成后，扁鹊又用另外一种"神药"给两人灌下。很快，公扈和齐婴醒了过来，病也完全好了。

这个故事，就写在古书《列子》上面。

不管故事是真是假，似乎古人就有一种愿望：要是人体器官出了毛病，能换上健康的器官，病不就全好了嘛！古往今来，不少人都在这样想，少数人还在认认真真地做，直到今天，愿望终于实现了，这就是——器官移植！

初尝胜果

从 18 世纪开始，就有一些科学家在动物身上，不间断地进行着器官移植实验。其中最着迷的，要数卡雷尔和古索利。他们在 1902 年～1912 年这 10 年里，用猫做实验，把它们的心、肺、肝、肾、胃、肠、脾、卵巢等器官，一个个地从一只只猫身上移植到另一些猫的身上，甚至连猫腿也卸下来，装在别的猫身上。他们几乎把猫身上的所有东西都搬了个家。在这些实验中最使两位科学家振奋的是：有一只猫居然在肾移植之后，活了 21 天！

1936 年，俄国医生沃罗诺夫从一个因脑炎而死亡的死者身上，取出肾脏，接到一个尿毒症病人的腹内。尽管这个病人手术后只活了两天，但毕竟是人体器官移植的第一次！

在这之后，器官移植手术陆陆续续地在增多，但换了器官之后，病人能够长期活下去的却很少。

1954年，一位名叫默里的美国医生，给一对双胞胎兄弟做肾移植手术，竟然取得了成功。那位双肾已失掉工作能力的男孩，完全能靠他孪生兄弟给他的一个肾脏活下来。这位医生由此领悟到一件事：人体里一定有种东西，非常不欢迎从不相干的人身上搬进来的"新客人"。这种东西使人体发生"排斥反应"（孪生兄弟或姐妹之间就不存在这种反应），是这种反应竭力阻挠移植的成功。于是，默里先后用放射线或者用压制排斥反应的药物硫唑嘌呤，分别用在病人身上。这一来，病人的排斥反应就减弱或消失了，搬进来的新客人（移植的肾）也就能比较安稳地居住下去了。

第一种成功移植的器官是肾。肾脏移植成功之后,肝和心脏移植也相继取得成功。此后,胰腺、肺、小肠、脾等器官的移植也跟了上来。移植医学顿时热闹起来。

前面的路还很长

做了不少器官移植手术之后,医学家要回过头来,算一算成功和失败的账。以肾移植为例,现在,每100个病人中有90个人能活过1年;能活过5年的,大约有70人;能活过10年以上的,有大约50人。

为什么做器官移植手术后,病人不能长久活下去?

这正是难点所在!

要责怪,只能责怪身体自己,那就是前面说过的"排斥反应"。

引起医学家注意排斥反应的,是第二次世界大战期间,英国军用飞机被敌方击落时,飞行员往往有严重烧伤。你别小看人体的皮肤,如果它受到损坏,那么,外面的病菌可以毫无阻挡地侵入体内;体内的水分和血浆可以大量蒸发和渗漏,单是这两项就足以致人死命。医治的对策是赶快取点儿别人或自己的皮肤,覆盖住创面。但是,动用别人的皮肤,不出几天,不是脱落,就是坏死!我们的身体,分明在告诉医生,它们一点儿也不欢迎来自别人身上的"客人"!

于是医学家开始明白,对闯入人体的任何非自己的东西,身体一律要围攻、排斥。只有这样,人体才能保护好自己。不然,病毒、细菌一类害人的家伙不就能在体内为所欲为了吗?可是现在,向身体移植别人的器官或者组织，本来是件救命的好事，我们的身体却不会分辨，照样不分青红皂白拒之门外。这让医生们十分恼火，却又万般无奈！

怎么办？

只有研究它，弄清楚身体怎样对待移植进来的东西，然后再让身体改变态度，变排斥为欢迎！

研究工作热烈地展开了。医学家急切想知道的事，是人体怎样分辨出移植进来的东西是自家的，还是别人的，又是怎样破坏它们的。

身体自有妙法：在身体细胞的表面，往往带着一种特殊蛋白质，医学家给它取名为"组织相容性蛋白分子"。"相容"，意思是能够容忍或者接受。所以，这种蛋白分子的本领，就是决定对别的细胞是接受，还是排斥。那么，组织相容性蛋白分子又是凭什么来定出接受或不接受的呢？主要是听从第6号染色体上的一些基因。在这些基因上面都有暗码。这些基因因人而异，各人有各人的一套。假如，甲的肾脏移植到乙身上，移入的肾脏能不能存活下来，站住脚，全看甲肾脏细胞上面的组织相容性蛋白分子和乙身体细胞的组织相容性蛋白分子（也就是这两个人第6号染色体上的基因暗码）是不是完全相同。如果相同，肾脏就会平安无事地活下去；如果两者的蛋白分子不一样，麻烦就开始了。它会使原来安安静静待在乙身体里的T细胞立马活跃起来。活跃的T细胞又会马上动员全身的保卫部门——免疫系统，于是大批带有杀伤力的细胞和能制造抗体的B细胞云集到移植的肾脏内部和它的四周，非得置移植肾于死地不可！移居进来的"外来户"，就这样被消灭了！

当你不要再让这小小的身体继续在水中挣扎、苦累的时候，外科医生也可以把搅拌器其刚刚接上电源，熊猫爸爸用水引刚的搅拌器具地搅起来，没有了动得！这叫"搅拌排长龙队"。另一种是"竖排排长龙"，可在手一圈又一圈的用再出现。其有一种，是"横排排长龙"。它能让搅拌器具水是一种需要配到框架，都需要地在摆化。结果，经过几个钟头之后，搭建上去的器具其，功能逐渐恢复来，都恢复正了它的工作。

到目前为止，医生在这大型一种维操控的办法，让身体水体生排长龙的，生来却便有了。重叠稍也能用药物来刺激水体止态的病理，搜索其欢集人知识是中超花也阻其达其放在长龙队
那一天的到来！